医療経営士のための現場力アップシリーズ ⑧

今すぐできる！
失敗しない
患者クレーム対応術

原 聡彦
合同会社MASパートナーズ代表

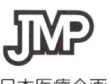
日本医療企画

《医療経営ブックレットとは》

◆ コンセプト

　本書は、医療経営における様々な問題や課題を解決するために、効率的な学習を進めるためのブックレットです。必要とされる知識や思考法、実践能力、備えるべき価値観等を習得することを目的としています。

◆ テーマ設定

　日常業務に役立つ実践的なテーマから、中長期的な視点や幅広いアプローチが必要となる経営手法、さらには医療のあり方や社会のあり方といった倫理・社会学的なテーマまで、医療経営に必要とされる様々なテーマを取り上げています。

◆ 読者対象

　医療経営士をはじめ、医療機関に勤める方や医療機関と関わりのある他業種・団体の方、さらに医療経営について学んでいる方を主な読者対象としています。

◆ 使い方

　勉強会や研究会の教材としての利用が効果的です。示された事例や課題について、グループワークや討論を重ねながら、問題解決に向けた具体策と能力を習得し、医療経営に役立てられることを期待しています。

《医療経営士とは》

　医療機関をマネジメントする上で必要な医療および経営に関する知識と、経営課題を解決する能力を有し、実践的な経営能力を備えた人材として、一般社団法人日本医療経営実践協会※が認定する資格です。

※一般社団法人日本医療経営実践協会　http://www.JMMPA.jp/

はじめに

　自院の患者クレーム対応のレベルの低さに悩んでいる院長先生から、次のようなお話をよく聞きます。

「当院の職員は臨機応変に対応できない」
「当院にはクレーム対応マニュアルがない」
「クレーム対応マニュアルはあるがマニュアルどおりに行動できない」

　職員個人の対応力の問題と、マニュアルがないこと、マニュアルがあるのに活用できていないことを課題に挙げる病院は多く、その改善策としては、個人任せにせず、組織で決めた対応手順を職員全体で共有し実行することが重要です。

　組織対応ができない病院は、患者クレームが発生すると職員に対応を押し付けます。その結果、職員は孤立感を抱き、離職につながるという悪循環が起こっているのです。まずは、患者クレームに対して組織対応するための基本姿勢を職員全員に示すことをお勧めします。

　本書は、私のこれまでの経験から、患者クレーム対応のノウハウをまとめたものです。第1～3章の基礎知識編では組織でクレーム対応する際にあらかじめ知っておくと便利なノウハウを、第4章のＱ＆Ａ編では実際に起きた事例をもとにその具体的な解決法を提示しています。自院で同じクレームが起きた場合、どのように対応するのか、ぜひ皆さんの病院でも院内研修等でディスカッションしてみてください。

　本書が患者クレーム対応力を向上させる一助になれば幸いです。

合同会社MASパートナーズ代表
原　聡彦

目次

はじめに ··· 3

SECTION 1　患者クレームを未然に防ぐ体制と環境の整備 ········ 7
1　職員が安心して働ける環境を整える ·· 8
2　病院が努力していることを「見える化」する ·· 10
3　ハードクレーマー対策のための法的知識 ··· 12

SECTION 2　患者クレーム対応のための３つの鉄則 ········ 15
1　鉄則１：組織対応 ·· 16
2　鉄則２：クレーム初期対応の３ステップ ··· 18
3　鉄則３：切り札の準備 ·· 22

SECTION 3　クレームの教訓化とスタッフのサポート ········ 25
1　院内研修によるクレームの教訓化 ··· 26
2　傷ついた職員をサポートする仕組みづくり ·· 29

SECTION 4　Q&Aでよくわかる！　悪質クレーマーの撃退法 ········ 31
事例1　悪質なハードクレーム ··· 32
事例2　基本的なトークマニュアル ·· 35
事例3　相手が反社会的勢力の場合 ·· 38
事例4　２ちゃんねるのスレッドを削除する方法 ··· 41
事例5　患者さんからのラブレター ·· 44
事例6　電話によるクレーム ··· 46
事例7　外来待ち時間 ··· 49
事例8　物品の盗難 ·· 52

事例9	思い込みや勘違い	55
事例10	医療過誤	58
事例11	未収金の回収	61
事例12	診療拒否は可能か？	64
事例13	クレーマーの素性調査	67
事例14	クレーム対応チェックリスト	70

●著者プロフィール

原　聡彦（はらとしひこ）

医療機関に特化した経営相談、コーチング、コンサルティングを行う合同会社MASパートナーズ代表パートナー。公益社団日本医業経営コンサルタント協会認定コンサルタント。医業経営コンサルタント歴20年。これまでクリニックの開業コンサルティング150件以上、病院およびクリニックの経営サポート（医療法人設立・運営・承継のサポート）250件以上の案件に直接携わる。現在は院外事務長、院長・院長夫人コーチング、院内のリーダー研修など現場主義のサポートで活動するかたわら、コンサルティングの現場で経験した教訓を医業経営雑誌の執筆、医師協同組合や学会などでの講演、ラジオ番組への出演を通して発信している。

§1
SECTION

患者クレームを未然に防ぐ体制と環境の整備

1. 職員が安心して働ける環境を整える

（1）職員が安心して働ける環境の整備

　患者クレームを予防したり、適切に対応する体制をつくる前に、まずは「職員が安心して働ける環境」を整えることが先決です。ここでいう安心して働ける環境とは、職員がハードクレームや暴力を受けた場合に病院としてどのような対応をとるべきか、その方針を明確にし、組織全体で共有することです。

　例えば、病院が「いかなる暴力も容認しない」、「被害にあった場合は組織として職員を守る」などの方針を示し、安心して働ける場所であることを職員の皆さんに認識してもらえるような活動を実践しているかどうかが重要です。まずは職員を守る方針と体制が具体的にどのようになっているのかを院内で確認し、周知徹底してください。

　さらに、患者に対しても病院の方針を示す必要があります。その方法はさまざまですが、例えば、院内掲示や入院時のオリエンテーションで「暴力、迷惑行為があった場合には直ちに警察に通報し、診療を拒否することもあり得る」ことを明示することが大切です。暴力、迷惑行為は許さないという確固たる方針を病院の実状に合わせた方法で、伝えていただきたいと思います。

（2）クレーム対応で徹底すべき事項

　私がサポートしている病院には、職員を守る体制として、**表1**のようなことを周知徹底している病院があります。

表1　クレーム対応で徹底すべき事項の例

- クレームの被害や取り組みについて話し合う委員会を設置する
- クレーム防止対応マニュアルを周知徹底する機会をつくる
- 緊急時通報システムを確立している
- 迷惑行為や好ましくない出来事の報告システムを確立している
- 不審者発見時の連絡ルートを確立している
- 日頃から警察と弁護士などの外部顧問と連携を行い、院内でクレーム対応について情報共有している

　病院のクレームに対する方針を職員に伝えている病院では、職員は安心して勤務することができます。その結果、患者の意見、不満、ちょっとしたクレームに対して誠実に対処していく姿勢が生まれてくるので、トラブルが大きくなる前に防ぐこともできます。また、安心して働ける職場であれば職員の帰属意識も高まっていきます。

2. 病院が努力していることを「見える化」する

（1）病院の努力を「見える化」する

　患者の意見や不満を解消するために病院がしている努力を「見える化」することも大切です。例えば、待ち時間を落ち着いて過ごせるように待合室のアメニティを充実させたり、診察・リハビリテーションの順番が変わる場合がある旨をあらかじめ院内掲示や受付で伝えることなどが考えられます。

　こうした病院の努力を院内掲示や院内報などで患者さんに伝えることは患者さんとの認識のギャップを埋める第一歩となります。また、意見箱を設置して患者さんのクレーム等を聞ける体制を整えている病院も増えてきていますが、寄せられた意見に対する回答を患者さんにきちんと伝えている病院は少ないように思います。アンケートや意見箱の意見には当然「できること」と「できないこと」があると思いますが、「できる／できない」よりも病院が患者さんの意見に対して真摯に向き合っているかどうかが問われます。真摯に向き合う姿勢を患者さんに評価してもらえれば予防できるクレームはたくさんあるのではないでしょうか。

　さらに、職員も患者さんの意見に対して真摯に向き合うことでクレームや事故が起こりやすい要因を分析するようになります。クレームの要因を意識しながら仕事をするのとしないのでは、クレームの発生件数に大きな違いを生みます。

（2）クレームが起こりやすい要因

　では、クレームや事故が起こりやすい要因は何か。クレーム対応マニュ

アルを作成したいという依頼があった際に伝えているクレームや事故が起こりやすい要因の一部を示します。

①悪しき慣習と風土
　事故防止マニュアルなど各種マニュアル・手順書があるのに職員が読んでいない、またはそれに従って行動していない。マニュアル・手順書を日常業務で守れない慣習がある場合は要注意です。

②コミュニケーションの欠如
　職員同士の情報交換ができていないと、患者さんの状況を正確に申し送ることができずクレームを引き起こします。

③思い込み
　自分の能力を過信しすぎて、大切な徴候(症状、身体の所見)を見落としてしまうことがあります。

④業務の中断
　点滴の準備をしているときにナースコールで呼ばれる、薬の確認中に別の緊急な業務でその場を離れるなど、業務を途中で中断するときは要注意です。

⑤警戒心の低下
　新人よりも業務に慣れた２～３年目の職員がミスを起こす危険性が高い傾向にあります。緊張感が薄れた頃が要注意です。

　①～⑤までのことを意識しながら仕事をする場合としない場合では自ずと結果は違ってきます。ここに記載した要因を常に意識して日々の対応に努めるよう職員にも継続した啓蒙活動を実施してください。

3. ハードクレーマー対策のための法的知識

(1) 外部協力を得るための体制づくり

　院内でクレーム処理が困難なハードクレームに備えて警察や弁護士などの外部協力を得る体制を整えておくことをお勧めしています。

　特に、警察に協力を得るための法的な知識を持っていれば、ハードクレーマーに対しても有利な状況に立てます。警察は犯罪の被害に遭う可能性だけでは対応してくれないこともありますが、その理由の1つには「民事不介入の原則」があります。

　ここでいう「民事不介入の原則」の「民事」とは、簡単に言えば、犯罪絡みの事件（刑事事件）ではない事件のことを指します。警察は、犯罪が絡んでいない事件では紛争解決のためであっても、当事者間の仲裁をしたり、当事者双方または片方の代理人として、話し合いなど交渉に関与してはいけない決まりになっています。これが「民事不介入の原則」です。

　逆に言えば、警察は犯罪とそれに対する刑罰の関係を規律する刑法に定めるところで動いてくれます。代表的な事例を院内で確認・共有できるように**表2**にまとめました。

(2) 所在地都道府県の迷惑防止条例を把握しておく

　また、刑法だけではなく迷惑防止条例に定めることでも警察は動いてくれます。迷惑防止条例とは公衆に著しく迷惑をかける暴力的不良行為等を防止し、住民生活の平穏を保持することを目的とする、日本の条例の総称です。現在では全国の都道府県で「迷惑防止条例」あるいは「公衆に著しく迷惑をかける暴力的不良行為等の防止に関する条例」などの名称で定めら

表2 院内で起こり得るトラブル事例と該当する刑法の条文

法律		院内で想定されるシーン
住居侵入罪 不退去罪	刑法第130条	正当な理由なく院内に侵入し退去指示に従わない
公然わいせつ罪	刑法第174条	人前で卑猥な発言や性器を露出するなど、わいせつな行為をする
強要罪	刑法第223条	土下座や陳謝文を強要する、脅して医療行為や投薬を強いる
名誉毀損罪	刑法第230条	治療の成果に対し、社会的評価を失墜させるような暴言を吐く
侮辱罪	刑法第231条	医療者や患者に罵声・暴言を浴びせる
威力業務妨害罪	刑法第234条	わざと大声や奇声を発し、居座ったり、院内に動物の死体を置くなどして業務を妨害する

れています。

　実は「迷惑防止条例」は法律の専門家である弁護士でさえもそのすべてを把握していないケースがありますが、意外と活用されています。「泥酔して暴言・暴力行為で他の患者に迷惑をかける」、「職員への痴漢・盗撮行為」、「病院の悪評を記載したビラを配布する」ことは迷惑防止条例に該当する可能性が高いので、一度、病院所在地の都道府県条例を確認してください。

SECTION §2

患者クレーム対応のための3つの鉄則

1. 鉄則1：組織対応

（1）組織対応の構築

　クレーム対応が個人の能力に依存してしまっている医療機関が多くあり、病院全体の問題として組織対応できていないケースが見受けられます。いかなる内容のクレームであっても自院の業務改善に役立つものという前提で組織対応することをお勧めしています。**図1**に組織対応の構築例をまとめました。

（2）組織対応の定義

①C当事者

　患者からクレームを受けた医師・看護師・その他の職員を「C当事者」とします。CはClaim（クレーム）の頭文字です。

図1　組織対応の構築例

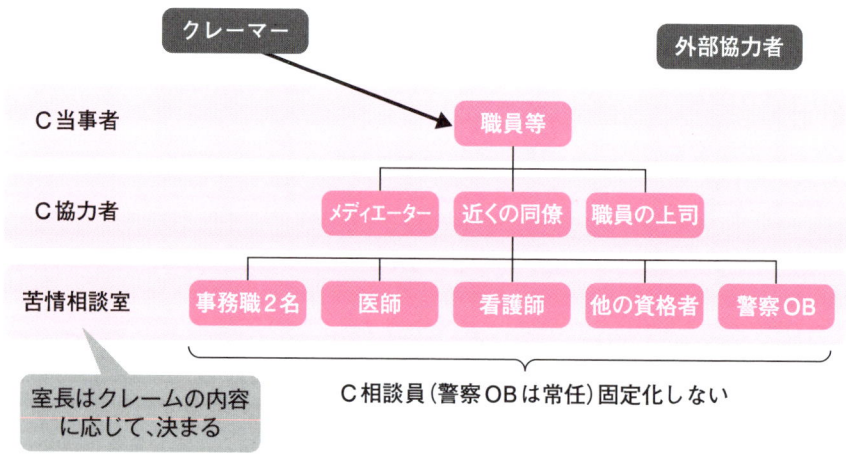

②C協力者

C当事者の近くにいて、C当事者から協力を求められた者を「C協力者」とします。医療メディエーターがいる場合はメディエーターをC協力者として対応し、「C相談員」としても対応するものとします。

③C相談員

クレームを組織的かつ専門的に処理する者を「C相談員」とします。C相談員は、事務職2名、医師1名、看護師1名、その他の医療関連資格者1名を理事長が選任します。なお、メディエーターおよび警察出身の職員(以下、警察OB)がいる場合、常任の「C相談員」とします。

④苦情相談室

C相談員で構成される「苦情相談室」を設け、治療現場だけの対応では困難と判断されたクレーム処理の受け付けに当たらせます。「苦情相談室」の室長はクレーム内容に応じて決まるものとし、原則としてクレームの対象となった部門から選任された者が室長となります。「苦情相談室」はクレームを受け付けた結果、対応の仕方によっては病院の風評を大きく損なうおそれがあり、または損害賠償義務が発生するおそれがあると判断したクレームに関しては理事会に相談します。

⑤外部協力者

クレーム対応の外部協力者として次の者に協力を依頼します。

顧問　○○○○氏(電話番号XXX－XXX－XXXX)

○○警察署(電話番号XX－XXXX－XXXX)

○○法律事務所　弁護士　○○○○氏(電話番号XX－XXXX－XXXX)

組織対応の構築における重要なポイントは、クレーム発生から解決までどのような体制や流れで進めるかを正確に認識し、組織の体制と役割を明確に定義することです。決して当事者任せにするのではなく、病院全体の問題として捉え、自院に合った組織対応を整備してください。

2.鉄則2：クレーム初期対応の3ステップ

　クレームや事故が発生した場合、初期対応が重要であることは言うまでもありません。しかしながら、病院組織として初期対応をどのように行うか明確にしていない場合も多いのが実情です。そこで、私はスムーズな組織対応を可能とする「クレーム初期対応の3ステップ」を提案しています。

(1) ステップ1：お詫び
　病院側に落ち度があると相手に認識されるため、クレームを受けても不用意にお詫びすべきではないという意見もあります。しかし、まずは気分を害されたことに対してお詫びをして、患者さんの怒りをクールダウンさせ、次のステップに進みやすくすることが大切です。ただし、お詫びする内容はあくまでも気分を害したことに対してです。クレーム内容の事実確認をする前に、病院側の非を認めるような発言は避けなければなりません。
　例えば、「職員に暴力を振るわれた」というクレームがあった場合は、次のように対応してください。
　　○「不快な思いをさせて申し訳ございません」
　　×「職員の乱暴な行為にお詫びをします」
　後に事実確認をすると「患者さんの意識低下が疑われたので意識レベルを確認するために肩を揺すっただけで、寝ていた患者さんはびっくりして暴力を振るわれたと思った」という場合もあります。事実確認前に相手のクレーム内容を認めるようなお詫びは避け、あくまで気分を害されたことに対するお詫びであることを院内の遵守事項として周知徹底し、研修などで練習することをお勧めします。

(2) ステップ2：傾聴

　傾聴の目的は情報収集とクレーム類型の分類にあり、ただ相手の話を聴くだけではないことがポイントです。事実確認（調査）する際のヒントになる情報を収集するためには、まずは相手の話をしっかりと受け止める必要があります。相手の話を受け止めるための傾聴の基本姿勢を**表3**にまとめます。

　いくら傾聴のスキルが高くても相手の話を聴く基本姿勢が悪ければ、相手の不満を増長させることになるので注意が必要です。傾聴する基本姿勢は日頃の習慣の積み重ねですので、日頃から**表3**の事項を職員に意識させるように心がけてください。

表3　傾聴する基本姿勢
- ・相手と目線の高さを合わせる
- ・相手とまっすぐ向かい合い、目を見て話す
- ・口調に気をつける
- ・無意味に笑わない
- ・適度にうなづいたり、あいづちを打つ

①相手の話を聴く

　相手の話を途中で遮らない。否定も肯定もせず最後まで相手の話を聴きクレームの内容すべてを話してもらうようにします。

②あいづち・うなずき

　・「あなたの話をきちんと聴いています」のメッセージ

　・相手の話を促すメッセージ

「はい」「ええ」「なるほど」「そうでしたか」「そのようなことがあったのですね」「それで？」「それから？」

③キーワードの繰り返し

　・相手の話の内容を確認

- 「あなたの話を理解しています」のメッセージ
- 繰り返しにより、相手自身も内容を確認できる

④要約・まとめ

話が長くなったり、全部をおうむ返しできないときは「要は職員Aが乱暴な言葉遣いをしたということですね」と話を要約してまとめる。

⑤共感の言葉

相手への共感を示す言葉かけを行う。

「大変だったのですね」「つらいのですね」「しんどいのですね」「楽しそうですね」「それはお困りですね」「それはご心配ですよね」「怖かったのですね」

傾聴を通じて、クレームの類型を分類します。クレームの類型は大きく3つに分けられます。

- クレームの内容が正当で、かつ要求も正当である
- クレームの内容は正当だが、要求は不当である
- クレームの内容が不当で、かつ要求も不当である

相手の話を聴きながら上記のどれに当てはまるか判断することは非常に難しいことです。相手の話は後日、証拠とするため傾聴しながらメモをとることを徹底します。また、苦情相談室ではクレームを類型化するためにICレコーダーなどで録音・録画することをお勧めしています。

（3）ステップ3：切り上げ

お詫びから傾聴までの時間は60〜90分程度に制限して適度に切り上げることがポイントです。特にステップ2の傾聴で2時間以上かけて相手の話を聴くケースもあると聞きますが、傾聴に時間をかけると逆にクレームが拡大する場合もあります。時間をかけたからといって回答できないこと

もたくさんありますので、必ず時間を制限して切り上げてください。クレーム初期対応の切り上げマニュアルの参考例を**表4**にまとめました。

表4　初期対応の切り上げマニュアル

・おおむね60～90分で切り上げる
・相手の主張を要約する
　例：「ご指摘されたことは○○ということですね」と要約する
・要約した内容を相手に確認したうえで間違いがなければそこで切り上げる

相手に必ず確認して、要約した内容で間違いがなければ、「本日の話は確かに承りました。当方でもあらためて事実関係を調査し、その結果についてご報告いたします。今日のところはお帰りください」と伝え、切り上げます。相手がなお同じ主張を繰り返されるようであれば、再度「本日のところはお帰りください」と伝え、毅然とした態度で接することも必要です。

また、要約した内容が相手の主張と食い違いがある場合には、正しい要約を相手に求め、そのうえで再度確認してください。

クレーム初期対応の3ステップを院内で徹底することにより、職員一人ひとりのレベルアップを図れます。ぜひ参考にしてください。

3. 鉄則3：切り札の準備

（1）自力救済は禁止されている

　クレーム対応で追い込まれたときに切り札の準備があると最悪のケースになった場合も腹を括れます。いかに落ち度が重大で被害が大きくクレーマーが怒り狂っていても、クレーマー自身の自力救済は禁止されています。自力救済とは債務不履行者などに対し、権利者が自分の力だけで（強制的に）権利を実現しようとする行為です。

　例えば、自分が所有する何かを盗まれたり、貸したのに返ってこない場合に、法的手続きをとらずに自分で取り返そうとするのが自力救済です。違法駐車を警察に通報せず勝手に移動するなども該当します。病院側に落ち度のある医療事故があった場合も同様で、自力救済は禁止されています。

　したがって、あらゆるクレームは究極的には司法の手に委ねなければなりません。弁護士が裁判基準（司法）により示談案を示し、警察がサポートすると、クレーマーは手の打ちようがなくなります（ネットやマスコミなどに訴える方法だけは残ります）。

（2）弁護士・警察署との連携

　弁護士との顧問契約や所轄の警察署とも連携して切り札を準備しておくことをお勧めします。所轄の警察署と連携を密にするために、全国暴力追放運動推進センターの「不当要求防止責任者講習」を受講する医療機関もあります（図2、表5～6）。

§2 患者クレーム対応のための3つの鉄則

図2 不当要求防止責任講習の仕組み

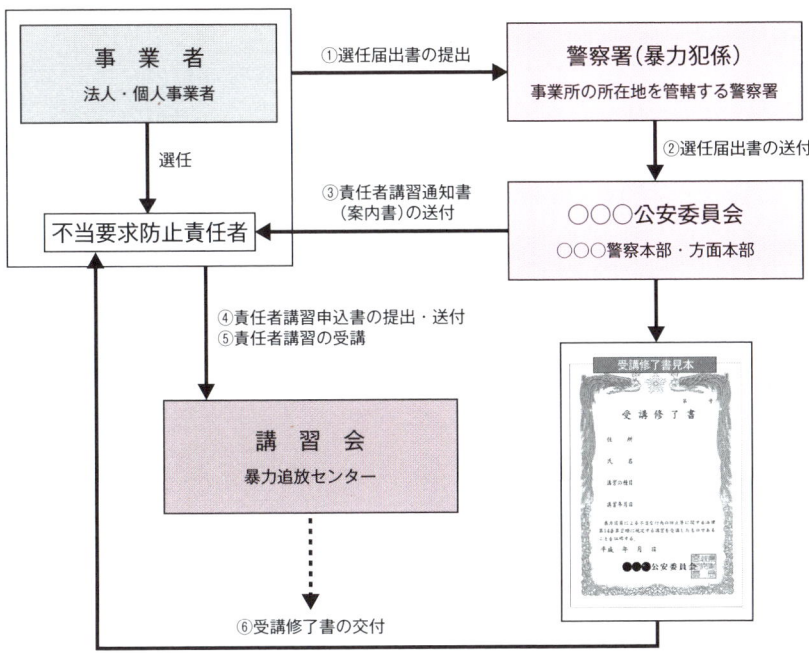

表5 暴力団など反社会的勢力対応10原則

①職場の応接室など、有利な場所を選ぶ
②できるだけ、相手より多い人数であたる
③トップを出さず、応対担当者が行う
④相手が、どこの誰かを必ず確認する
⑤用件や要求内容をハッキリと確認する
⑥録音、録画、メモ等により正確に記録する
⑦念書や詫び状など、不必要な書類は書かない
⑧即答や安易な妥協はせず、解決を急がない
⑨暴力追放運動推進センターや警察、弁護士と早めに相談する
⑩不当な要求には、法的な対抗手段を講じる

表6　暴力追放運動推進センター連絡先一覧

都道府県	名称	連絡先
全国	全国暴力追放運動推進センター	03-3868-0247
北海道	北海道暴力追放センター	011-271-5982
青森県	青森県暴力追放県民センター	017-723-8930
岩手県	岩手県暴力団追放推進センター	019-624-8930
宮城県	宮城県暴力団追放推進センター	022-215-5050
秋田県	暴力団壊滅秋田県民会議	018-824-8989
山形県	山形県暴力追放運動推進センター	023-633-8930
福島県	福島県暴力追放運動推進センター	024-533-8930
茨城県	茨城県暴力追放推進センター	029-228-0893
栃木県	栃木県暴力追放県民センター	028-627-2600
群馬県	群馬県暴力追放運動推進センター	027-254-1100
埼玉県	埼玉県暴力追放・薬物乱用防止センター	048-834-2140
千葉県	千葉県暴力団追放県民会議	043-254-8930
東京都	暴力団追放運動推進都民センター	03-3291-8930
神奈川県	神奈川県暴力追放推進センター	045-201-8930
新潟県	新潟県暴力追放運動推進センター	025-281-8930
山梨県	山梨県暴力追放運動推進センター	055-227-5420
長野県	長野県暴力追放県民センター	026-235-2140
静岡県	静岡県暴力追放運動推進センター	054-283-8930
富山県	富山県暴力追放運動推進センター	076-431-8930
石川県	石川県暴力追放運動推進センター	076-247-8930
福井県	福井県暴力追放センター	0776-28-1700
岐阜県	岐阜県暴力追放推進センター	058-277-1613
愛知県	暴力追放愛知県民会議	052-883-3110
三重県	暴力追放三重県民センター	059-229-2140
滋賀県	滋賀県暴力団追放推進センター	077-525-8930
京都府	京都府暴力追放運動推進センター	075-451-8930
大阪府	大阪府暴力追放推進センター	06-6946-8930
兵庫県	暴力団追放兵庫県民センター	078-362-8930
奈良県	奈良県暴力団追放県民センター	0742-24-8374
和歌山県	和歌山県暴力追放県民センター	073-422-8930
鳥取県	鳥取県暴力追放センター	0857-21-6413
島根県	島根県暴力追放県民センター	0852-21-8938
岡山県	岡山県暴力追放運動推進センター	086-233-2140
広島県	暴力追放広島県民会議	082-228-5050
山口県	山口県暴力追放運動推進センター	083-923-8930
徳島県	徳島県暴力追放県民センター	088-656-0110
香川県	香川県暴力追放運動推進センター	087-837-8889
愛媛県	愛媛県暴力追放推進センター	089-932-8930
高知県	暴力追放高知県民センター	088-871-0002
福岡県	福岡県暴力追放運動推進センター	092-651-8938
佐賀県	佐賀県暴力追放運動推進センター	0952-23-9110
長崎県	長崎県暴力追放運動推進センター	095-825-0893
熊本県	熊本県暴力追放運動推進センター	096-382-0333
大分県	暴力追放大分県民会議	097-538-4704
宮崎県	宮崎県暴力追放センター	0985-31-0893
鹿児島県	鹿児島県暴力追放運動推進センター	099-224-8601
沖縄県	暴力団追放沖縄県民会議	098-868-0893

SECTION §3

クレームの教訓化とスタッフのサポート

1. 院内研修によるクレームの教訓化

(1) ロールプレイング研修を通した疑似体験

　自院で起こったクレームを個人の教訓に留めるのではなく、組織全体の教訓にしてもらうために、院内でクレーム事例検討会を実施することをお勧めしています。クレーム事例検討会は、「①問題提起」→「②ロールプレイング」→「③院長・職員に意見を収集（ブレーンストーミング）」→「④スタッフ間での気づき・発見の共有」→「⑤院内の教訓化」の手順で進めます。

(2) クレーム事例検討会の進め方

①問題提起

　まずは自院で起こったクレームを疑似体験してもらいます。大声で怒鳴ったり、ちょっとしたミスに対して即答を求める患者さんがいますが、次のようなことを言われた場合、どのように対応するのか、職員の皆さんに患者役と職員役に別れてもらい、ロールプレイングをします。

- どうしてくれる！　誠意をみせんかい！
- 責任をもって文書で回答しろ！
- （院長に詰め寄り）責任者だろ！　即答しろや！
- （ちょっとしたミスをつき）マスコミに言うぞ！
- すぐ治ると言っていたけど治らんぞ！　他の病院で見てもらうわい！
- 精神的苦痛を受けて仕事ができない。補償しろ！
- （小さなミスを大きくし）こんなミスをしていたら、変なうわさが流れるぞ！

　外部参加してもらった管轄警察署の警察官やコンサルタントにハードク

レーマー役を務めてもらい、恐ろしい場面を意図的に演出して臨場感を出すとより効果的です。職員に実際に近い状況を体験してもらいながら対応方法を学びます。

②職員の意見を募る（ブレーンストーミング）

ロールプレイング研修のあとにクレーム対応のポイントについて、意見を出してもらいます。さまざまな意見を聞くだけでも職員はクレーム対応の着眼点を持つようになります。ブレーンストーミングをすると、よく出てくる意見を**表7**にまとめました。

表7　ブレーンストーミングでよく出される意見

- クレームは過剰反応せず複数の職員で対応する
- 録音、メモなど記録を残す
- 自分で勝手な判断をしない。必ず病院で決められた手順で報告して回答する
- 大声で怒鳴っているなど特殊なクレームだと気づいたら、初期対応・事実確認を誤らないようにする
- 「ギブアップトーク注)」を活用して要求の真意を確認する。まず気分を害したことに謝り、それでも収まらないようなら「こうしてお詫びしております。どのようにすればよろしいでしょうか」と聞いてみる。
- 即答しない。「当院の責任が明確になれば、病院全体で誠意を持って対応します」など毅然とした対応を行う。
- クレーム対応グッズが常備されているか定期的にチェックする（例：録音機、メモ、トークマニュアルなど）
- クレーマーの話は必要以上に聞き過ぎないことが大切（聞き流すことも必要）
- ハードクレーマーとなる患者の言動など前兆を知っておくと未然に回避できる

注）クレーマー対策の1つとして「一人では即答できかねますので……」、「私ではわかりかねますので……」などのように、相手を刺激しないようにしながら約束などの回答を避ける話術。

③院内の教訓化

ロールプレイング研修を通じてクレームを疑似体験し、参加職員全員に意見を発表してもらったら、その内容を司会者がまとめていきます。例えば、参加職員のブレーンストーミングから、ハードクレーマーになる前兆の言動をチェックリスト化して、院内で情報共有している病院もあります。

このようにロールプレイング研修を通じて組織的にも個人的にも、ク

レーム対応のレベルアップを図ります。ロールプレイング研修を実施した際は、チェックリストや行動リストなどの成果物（アウトプット）を作成することをお勧めします。

　病院組織でクレームに対応する仕組みをつくる際は、クレーム対応と予防策だけではなく、対応後の職員に対するフォローにも力を入れるべきです。クレーム対応を院内で教訓化することは、レベルアップできる絶好の機会です。クレームに強い病院をつくるために、組織全体で取り組んでください。

2. 傷ついた職員をサポートする仕組みづくり

(1) 職員の精神的ストレスをフォローする

　クレームに直接対応した職員の精神的ストレスは、計り知れないものがあります。特に、クレームを受けた経験が少ない職員の場合は注意が必要です。放置しておくと、クレーム対応をきっかけに職員が退職する可能性があり得るからです。組織として傷ついた職員をサポートする仕組みをつくりましょう。傷ついた職員と話し合う際のポイントを以下にまとめました。

(2) 話し合いのポイント

①目的を伝える

「○○さんの気持ちの整理や、つらい体験の克服に役立ちたいので、○○さんからお話を聞きたいと思っています」

②スタッフとしての評価とは無関係であることを伝える

「お話を聞くのは、○○さんを批判したり、評価するためではありません」

③守秘義務について伝える

「○○さんが知られたくないと思うことは決して外に漏れることはありません。秘密を守りますので安心してください」

④個人の罪悪感や自責の念を払しょくする

「○○さんは何も悪くはありませんよ。○○さんに過失があったと決して考えてはいけません」(「こうすべきだった」という批判的な発言は禁句です)

⑤話してくれたことを保障する（内容を理解したと伝える）

「今回、○○さんとお話ができてよかったです。状況はよくわかりました」

⑥傷ついた職員のネガティブな感情を肯定する

「○○さんが抱いているネガティブな感情は自然なことです」（「こういうことはよくあることだ」という発言は禁句です）

⑦管理職の感情も伝える

「私は今回のことで○○さんがとてもつらかったことを思うと胸が痛みます」

「私は○○さんをとても心配しています」

⑧今後のフォローを約束する

「今、話したくないとか、言葉が見つからないということであれば、○○さんが話したくなったときにいつでも話してください」

⑨その職員の言葉を待つ

「話せるところから話してほしいのですが……」（沈黙を恐れず話を先導せず言葉を待つ）

⑩してほしいことを尋ねる

「○○さんがしてほしいと思うことは何かありますか？」

§4
SECTION

Q&Aでよくわかる！
悪質クレーマーの撃退法

事例　悪質なハードクレーム

Q1
　大声で怒鳴る、机を叩く、物を投げるなど、悪質なハードクレーマーへの対応策を教えてください。

A1
　職員を威嚇するような悪質なハードクレーマーへの基本的な対応法のポイントは下記のとおりです。ハードクレームの場合、相手が興奮状態になっていることが多く、通常のクレーム以上に組織全体で対応できる体制を整えることが大切です。
- ポイント１：ハードクレームに合わせた初期対応
- ポイント２：緊急連絡の暗号を事前に決めておく
- ポイント３：ハードクレームの前兆を見極める基準を共有する

【詳細解説】
　悪質なハードクレーマーに対応するために、ハードクレームに発展する前兆を見極める基準と組織的に対応するためのポイントを紹介します。

(1) ハードクレームに対する初期対応

　相手が興奮状態になっている場合の対応を組織として決めておくことが重要です。注意すべき事項をまとめます。
- 対応する職員を替える（対応が10分以上になったら）
- 場所を変える（対応場所を決めておく）
- 挑発に乗らない
- 複数で対応する
- 記録、録音することを宣言する

・相手の話を最後まで傾聴する

　特に場所を変える場合は、あらかじめクレーム対応する部屋を決めておき、発言の内容を記録・録音ができるようにノートやICレコーダー（2個以上）を用意しておくことをお勧めします。また、病院で決めたクールダウンの方法が機能するかどうか、警察署など第三者に相談し、ロールプレイングを実施して、定期的に対応プロセスを見直してください。

（2）緊急連絡の暗号を事前に決めておく

　クレームを直接受けた当事者が「お詫び」と「傾聴」をしても収拾がつかない場合は、緊急連絡の暗号を使って他の職員の協力を得られる体制を整備しておくことが重要です。緊急連絡の暗号は緊急度・重要度に応じた暗号を決め、院内で共有しましょう。暗号の事例は下記のとおりです。

【暗号の事例】
①レッドのCファイルを持ってきてください

　警察へ110番通報し、主任以上の管理職2名以上の協力を求めるときの暗号です。協力者は現場の状況を録画または録音してください。

②イエローのCファイルを持ってきてください

　主任以上の管理職2名以上の協力を求めるときの暗号です。協力者は現場の状況を録画または録音してください。

③ブルーのCファイルを持ってきてください

　職員2名以上の協力を求めるときの暗号です。協力者は現場の状況を録画または録音してください。

（3）ハードクレームの前兆を見極める基準を共有する

　ハードクレームに発展する前兆を見極めるためのチェックリストを作成し、院内で共有している医療機関があります。**表8**のチェックリストに該

当する場合、その対応に細心の注意を払う必要があります。普段から対応策を考え、職員が統一した行動がとれるようにしておきましょう。

表8 ハードクレーマーのチェックリスト

- ☐ クレームの内容が主観的で不合理すぎる(不合理とは個人的な見方・意見が強く、理屈に合わないもの)
- ☐ 攻撃的で言葉尻を捉えたり、揚げ足をとる
- ☐ 同じ話を繰り返し、性格がねちっこくしつこい
- ☐ バックに大物がついていることを匂わせる言動が多い
- ☐ 「訴えるぞ！」「誠意をみせろ！」といった言動が多い
- ☐ さも病院の味方のような話をしながら執拗に迫ってくる
- ☐ 他の施設を引き合いにして交渉してくる
- ☐ 何を伝えても理解を示そうとしない
- ☐ やたらと責任者を出せと要求する
- ☐ 同じクレームを繰り返し職員の業務に支障をきたす
- ☐ 職員が精神的に疲弊している

事例　基本的なトークマニュアル

Q2
典型的なクレームに対する基本的なトークマニュアルがほしい。

A2
　クレームが発生した場合、病院の実状に則したトークマニュアルを準備しておくと職員も安心して働くことができます。トークマニュアルは定期的に見直しを図り、職員が毅然とした回答ができるようにする訓練も必要です。トークマニュアル作成の手順は下記になります。
- ポイント１：典型的なクレーマーの手口（トーク）をリストアップ
- ポイント２：リストに対応する回答トークを準備
- ポイント３：定期的に回答トークの見直しを図る
- ポイント４：定期的な職員訓練を行う

【詳細解説】
　典型的なクレームとしては、(1)～(6)が挙げられます。具体的なトーク回答例を順に紹介します。

(1)「院長を出せ！」とトップから言質をとろうとする

　院長や理事長を出せと言われても、絶対に出してはいけません。医療機関も組織である以上、さまざまな業務を分担して成り立っています。クレーム処理はクレームを受けた当事者とその上司が責任をもって対応することを説明し、理解を求めるように努めてください。

● トーク回答例

「私が担当です。私がお話をお聞きします」

「私がこのフロアの担当です。必要があれば私から上司に報告いたします」

「今回のお話は施設全体のことですので、院長（理事長）一人では判断できかねます。組織全体でしかるべき協議を行って回答させていただきます」

（2）「誠意を見せろ！」と漠然とした要求を執拗に迫る

　誠意という漠然とした要求には相手が求めている誠意の定義を明確にすることが重要です。

● トーク回答例

「私どもの誠意は患者様（ご利用者）やご家族にご理解（納得）していただけるまで説明させていただくことです」

「この問題には病院全体で真摯に対応させていただくことが誠意だと思います。それでご納得いただけないというのは、○○様（ご利用者）がおっしゃる誠意とはどのようなことでしょうか？（要求を明確にさせる）」

（3）「今すぐ対処しろ！」「今日中に回答しろ！」と結論を急がせる

　回答を急がせるパターンにはのらないことがポイントです。

● トーク回答例

「組織として判断いたしますので、お時間をいただく必要があります。この場ではお答えできません」

「（何度も繰り返すようであれば）あまりに執拗に要求されると「強要罪」ということで警察へ通報しなければなりません。警察へ通報することは私どもも不本意です。組織として判断いたしますので、お時間をいただくことをご了承ください」

（4）「一筆書け！」と書面による謝罪を要求する

　このような場合も毅然とお断りしましょう。

●トーク回答例

「今回の案件は組織として判断しなければなりませんので、私一人の判断では書くことはできません。あまり執拗に要求されますと「強要罪」ということで警察へ通報しなければなりません。警察へ通報することは私どもも不本意です。組織として判断いたしますのでお時間をいただくことをご了承ください」

(5)「訴えてやる！」と迫ってくる

「訴えてやる！」という言葉に過剰反応する院長も多いのですが、むしろ司法に委ねたほうが進めやすいので毅然とした対応をしてください。

●トーク回答例

「どうしてもとおっしゃるのであれば、○○様のご意向を止める権利は私どもにはありませんが、それは私どもの本意ではありません」

「(こちらに非がなく、何回も話し合いを重ねた後の言葉などの場合には)承知しました。こちらもしかるべき機関に相談させていただきます」

(6) 実現困難な要求をする

「金はいいから体を元に戻してくれ！」など実現困難 (あるいは実現不可能) な要求をされた場合は、外部協力者の弁護士へ対応を依頼します。こうした場合は対応窓口を変えたほうがスムーズにいくことが多いからです。

●トーク回答例

「それは実現困難なお話ですので、私どもも弁護士に相談のうえ弁護士から書面で回答させていただきます。今日のところはお引き取りください」

事例　相手が反社会的勢力の場合

Q3
相手が暴力団、反社会的勢力の場合、どのような点に注意すべきでしょうか？

A3
暴力団、反社会的勢力、プロ集団への対応は苦慮します。苦慮するからこそ組織全体で対応の基本を決めておく必要があります。
- ポイント1：面談場所を決めておく
- ポイント2：複数の職員で対応する
- ポイント3：記録をとる（事実・証拠を残す）
- ポイント4：対応窓口を外部協力者へ（役者を変える）

【詳細解説】
暴力団や反社会的勢力など相手がプロのクレーマーの場合、その対応は普段以上に注意を払う必要があります。

（1）面談場所を決めておく

相応の面談場所をあらかじめ決めておきましょう。面談場所は**表9**のチェックリストに従い有利な場所を選んでください。

表9　面談場所を選ぶ際のチェックリスト

- ☐ 出入り口が2か所以上ある部屋を選ぶ
- ☐ 部屋のなかには投げつけたり、凶器になるようなものは置かない
- ☐ 至近距離で相対しないように大き目のテーブルが置いてある
- ☐ ICレコーダーを最低2つ以上常備しておく
- ☐ 「暴力追放などのポスター」を掲示しておく
- ☐ カメラの設置も検討する

郵便はがき

料金受取人払郵便

神田局承認

737

差出有効期間
平成27年11月
15日まで切手
はいりません

101-8791

528

（受取人）
東京都千代田区神田岩本町
四―一四
神田平成ビル

株式会社 日本医療企画

営業本部　行

フリガナ			
お名前			
	（男・女）	ご年齢	歳
ご住所	（〒　　　）		
e-mail	お電話　（　）		
	ＦＡＸ　（　）		
ご購入書店名	市・区・町		書店

☐ 日本医療企画発行図書目録希望　●ご希望の方には無料で郵送いたしますので、☐欄に✓印をしてください

医療経営士のための現場力アップシリーズ＿＿＿巻
※上記に巻数をご記入ください

『医療経営士のための現場力アップシリーズ』ご愛読者カード

★ご購読ありがとうございました。今後の出版企画の参考にさせていただきますので、
　□欄に✓印をしていただいたうえ、ご投函くださいますようお願いいたします。

● **本書を何でお知りになりましたか**
　□ マスコミの記事を見て（新聞・雑誌名　　　　　　　　　　　　　　　　）
　□ 広告を見て（新聞・雑誌名　　　　　　　　　　　　　　　　　　　　　）
　□ インターネットを見て　　　　　□ 店頭で実物を見て　　　　□ DM で
　□ 講演、セミナー、その他（　　　　　　　　　　　　　　　　　　　　　）

● **あなたのご職業をお知らせください（お勤め先・役職等できるだけ詳しく）**
　□ 医療機関（事務職）　□ 医療機関（専門職）　□ 製薬　□ 卸
　□ コンサルティング　□ 金融機関　□ 医療関連企業　□ 研究者　□ 学生
　お勤め先（　　　　　　　　　　　　　　）　役職（　　　　　　　　　　）

● **お持ちの資格をお知らせください**
　医療経営士　□ 3級　□ 2級　□ 1級　□ その他（　　　　　　　　　　）

● **本書の内容等についてどう思われましたか**
　□ とても使いやすい　□ まあまあ使いやすい　□ 使いにくい

● **本書のうち、特に関心をもたれた項目は何ですか**
　……………………………………………………………………………………
　……………………………………………………………………………………

● **本書に不足していた項目は何ですか**
　……………………………………………………………………………………
　……………………………………………………………………………………

● **その他、本書をご覧になったご意見・ご感想をお聞かせください**
　……………………………………………………………………………………
　……………………………………………………………………………………

● **読みたいと思う本の内容や聴きたい講演のテーマをお教えください**
　……………………………………………………………………………………
　……………………………………………………………………………………

ご協力ありがとうございました。本カードにより取得したお名前、電話番号等の個人情報については、目的以外での利用及び無断での第三者への開示は一切いたしません。
※なお、当社から各種ご案内（新刊・イベント）、読者調査等のご協力のお願いに使用させていただいてもよろしいですか。
□ Yes　　　□ No

弊社ホームページ http://www.jmp.co.jp/
医療経営士ホームページ http://www.jmp.co.jp/mm/　もご覧ください

（2）複数の職員で対応する

　相手の人数より多い人数で対応するのが基本です。理事長や院長など最高責任者は、即答を求められたり、取り返しのつかない事態に発展する場合があるため、初期対応の場には入らないことを原則にしてください。あくまで組織対応することに徹してもらい、**表10**にまとめた組織対応の基本姿勢を徹底してください。

表10　組織対応の基本姿勢

- 個人の判断で即答しない
- 相手の要求を十分確認する
- 相手に誤解や過大な期待を抱かせるような発言をしない
- 相手が当事者、経営陣を呼ぶように要求しても基本的には応じない
- 相手の要求に応じて謝罪文・念書などの文書は提出しない
- 解決後、事例検討会を開催し、情報共有・マニュアル追加などを行う

（3）記録をとる（事実・証拠を残す）

　話の内容を正確に記録して残すことが後々、裁判になったときにも役に立ちます。必ず記録に徹する記録係を決めて、記録係は相手の発言そのままを記録するようにしましょう。記録はメモだけではなく、録音することをお勧めします。いくら記録係が記録に徹するといっても恐怖心からくる緊張で相手の言動を聞き落とす場合があります。ICレコーダーなどで録音することを徹底しましょう。

　相手に対してはあらかじめ「間違いがないように録音させていただきます」と許可ではなく録音することを宣言する医療機関もあります。宣言して録音するのがベストですが、宣言なしで録音しても裁判の証拠になります。録音するかどうかはケースバイケースですが、事前にどうするかを決めておけば、職員は迷うことなく行動できます。ぜひ、院内で統一見解を出して全体で共有しましょう。

（4）対応窓口を外部協力者へ（役者を変える）

十分な準備をしていても、プロのクレーマーは何らかの落ち度を見つけ、交渉を有利に進めようとします。不利な状況におかれた場合、暴力追放運動推進センター、警察、弁護士と早めに相談し、対応窓口を変えることをお勧めします。特に対応窓口を弁護士に変えると相手側に**図3**のような通知が届き、対応窓口が変わったことを伝えることができます。

図3　対応窓口の変更を知らせる通知

```
　　　　　　ご　通　知
　　　　　　　　　　　平成　年　月　日
○○市○○町○-○-○-○○○号
○○○○　殿
　　　　　　　　　○○市○○町○-○-○
　　　　　　　　　医療法人○○会
　　　　　　　　　理事長　○○○○

前略　平素は当病院をご利用頂き有り難うございます。
　早速ですが、貴殿からお申し越しのあった後記の件につき、院内の調査チームによる調査の結果、貴殿が主張されている事実は存しないことが判明致しました。
　つきましては、当病院と致しましては、貴殿からの要求に応じかねますので、ご了承願います。
　なお、今後のご対応につきましては、○○法律事務所の●●●●弁護士（大阪市●区●●　●-●-●　TEL06-○○○○-○○○○）に委任致しましたので、今後は同弁護士までご連絡戴きますようお願い申し上げます。　　　　　　　　　　　　草々

　　　日時
　　　場所
　　　態様
　　　損害
```

§4 Q&Aでよくわかる！ 悪質クレーマーの撃退法

事例　２ちゃんねるのスレッドを削除する方法

Q4
２ちゃんねるのスレッドに、院長の名誉やプライバシーを侵害するコメントが書き込まれました。削除する方法はありますか？

A4
電子掲示板サイト「２ちゃんねる」をはじめWEB上に病院の名誉やプライバシーを侵害するコメントが書き込まれた場合、「情報開示請求」、または「仮処分の申し立て」を行う必要があります。

【詳細解説】

２ちゃんねるには一定の削除手続きが規定されています。しかし、削除可否の判断が厳格すぎて、よほどの内容でない限り、すぐに「削除できません」と判断されてしまいます。対処法としては次の２つがあります。

図4　インターネット掲示板サイトの書き込み例

```
【悪い評判】○○病院
1：卵の名無しさん：2010/09/14(火) 10:33:10 ID:＊＊＊＊一族の私的な所有物と化している□□会
数々のトラブルや苦情も何のその、毎日私利私欲で頑張っている理事長親子
保険指導のみならず、消防法違反でも厳重注意され、それでも平気な厚顔無恥
こんなはずかしい一族の○○病院や□□会の出来事を書き込みましょう
10：卵の名無しさん：2011/07/08(金) 21:40:15.20 ID:＊＊＊＊＊↑↑よくぞ事実を言ってくれた！介護
長なんて鼻施設長のご機嫌取りに一生懸命だし、鼻施設長は自分の気に食わない職員いじめに一生
懸命だし、鼻はめちゃくちゃ。△△医師とも不倫をしている。

77：卵の名無しさん：2011/09/24(土) 23:43:23.94 ID:nx：：＊＊＊yo○○病院
外来のほとんどが自院職員の再診
個別指導入ったぞ
もうダメポ
144：p：2010/01/08(木) 16:15:43.79 ID:::::::＊＊＊＊
○○県立○○病院
麻○科
外○弘
徳×大
泥酔した女性をレイプ
精○疾患持ち
```

（1）情報開示請求を行う

　図4のような事実無根の悪評を書き込まれた場合、電子掲示板サイトを管理する会社に情報開示請求をすることができます。図5が情報開示請求書の様式例になりますのでご参考にしてください。

図5　情報開示請求の様式例

```
　　　　　　情 報 開 示 請 求 書
　　　　　　　　　　　　　　　　平成　年　月　日
○○市○○町○-○-○
○○ネット株式会社　御中
　　　　　　　　　　　　　○○市○○町○-○-○
　　　　　　　　　　　　　医療法人○○会
　　　　　　　　　　　　　理事長　○○○○

前略　弊会は、○○市において□□病院を開設する医療
法人ですが、貴社に対し、以下の理由により、貴社の管
理するインターネットの電子掲示板に書き込みを行った
者の情報の開示を請求します。
　平成○年○月○日○時○分ころ、貴社の「病院・医者」
掲示板の「大阪ワースト病院」というスレッドに「○○」
という名称で次のとおりの書き込みが行われました。
「□□病院はヤブで地元では有名。だから地域の者は誰
も通わない。交通事故ばかり引き受けている。知らずに
事故で運ばれたら病院で殺されるぞ」
　上記書込は、事実無根であり、弊会は、この書込者に
対して損害賠償請求を行う予定です。
　つきましては、以下の事項について開示されますよう
お願い申し上げます。　　　　　　　　　　　　　草々
　　　①　書込者の住所・氏名
　　　②　書込者の電子メールアドレス
　　　③　書込者のIPアドレス
```

（2）弁護士に依頼して仮処分の申し立てを行う

　情報開示請求をしても書き込みが削除されない場合は、弁護士へ依頼し、裁判所に対して仮処分の申し立てを行うことをお勧めします。書き込みの内容が虚偽であり、名誉棄損にあたることを裁判所に訴え、仮処分命令を

§4 Q&Aでよくわかる！悪質クレーマーの撃退法

出してもらいます。裁判所は表現の自由を重視しているため、処分決定までは一定以上の高いハードルがありますが、仮処分命令を出してもらえれば2ちゃんねるは削除に応じます（**図6～7**）。

図6　仮処分申し立てから書き込み削除までの流れ

①仮処分の申し立て→②裁判所と弁護士の面談→③供託金の支払い→④仮処分命令の発令→⑤2ちゃんねるに削除請求→⑥削除後、供託金の返還
（一般的な流れであり、詳細は弁護士に確認してください）

図7　削除命令申立書

削　除　命　令　申　立　書

平成○○年○○月○○日

○○地方裁判所　御中

債権者代理人弁護士　○　○　○　○　印

当事者の表示　　　　　　　　　別紙当事者記載のとおり
仮処分につき保全すべき権利　　人格権に基づく作為請求権

申立ての趣旨
　債権者は、別紙記載のインターネット掲示板内における発言を直ちに削除しなければならない
　との裁判を求める。

申立ての理由
第1　被保全権利
　1　債権者の人格権主体性
　　債権者は病院経営等を目的とする法人であり、ゆえに、営業権及び人格権としてその名誉を不当に侵害されない法律上の利益を有する。
　2　債権者の名誉を侵害する事実の摘示
　(1)　債務者が管理するインターネット掲示板「○ちゃんねる」(以下「本件掲示板」という。)上において、何者かが、平成24年4月14日から15日にかけて、別紙記載①から④の発言を投稿した(別紙参照。以下それぞれ発言①～④という)。
　　当該掲示板は、インターネットを利用する不特定多数人が何らの制限なくして閲覧することが可能である(甲2)。ゆえに、当該掲示板上に投稿された発言も、不特定多数人が閲覧可能な状態におかれており、公然性が認められる。

～以下、省略～

事例　患者さんからのラブレター

Q5
　患者さんからラブレターをもらい困惑しています。患者さんの気分を害さないようにうまく対応する方法はありますか？

A5
　患者さんに親切丁寧にという接遇の基本をきちんと守るタイプの職員のなかには、患者さんから好意を寄せられたり、微妙なメッセージをもらうことがあります。医療機関の場合、女性職員も多く、男性の患者さんから好意を持たれるケースが多いようです。患者さんの好意がセクハラやストーカーに発展しないように、次のような対応策を備えてください。
- ポイント1：職員への指示・伝達と上司への報告を徹底する
- ポイント2：患者さんへ誰が伝達するかを決める
- ポイント3：具体的に話す内容を決める

【詳細解説】
　女性職員が多い医療機関では「患者さんからラブレターをもらった」、「軽いストーカー行為を受けている」など患者さんからの好意に困惑してしまう職員がいて、院長から相談を受けることが増えてきています。患者さんの好意にうまく対応するポイントを紹介します。

（1）職員への指示・伝達と上司への報告を徹底する
　日頃から組織として、職員への指示・伝達と院長・上司へのタイムリーな報告ができる仕組みづくりを提案しています。特に下記事項に注意してください。

- 職員には共感したこと、傾聴し、話したことを後悔させない
- 職員の家族の不安など周辺への影響に考えを及ばせない
- 絶対に職員を守るという組織としての考え方を伝える

（2）患者さんへ誰が伝達するかを決める

　まずは、当事者である職員と上司が直接話し、どの程度のトラブルなのか、事態の把握に努めます。その判断から対応策は次の2つに分かれます。
「上司が患者さんと話す」
「当事者である職員が毅然とした態度をとる」
　当事者だけで解決したいということであれば院内の方針と照らし合わせ、具体的に話す内容とどのような態度で毅然と対応するかを決めます。院内で情報を共有し、当事者を援護する体制づくりも検討しましょう。
　院長あるいは上司が患者さんと話す場合は、次の来院時に診察室に入っていただくように指示を出し、話し合う際は第三者（当事者以外の職員）を立ち会わせるようにします。

（3）具体的に話す内容を決める

　次のようなセリフで対応している医療機関があります。
「どんな小さなことでも患者さんからのお叱りや感謝のお言葉は、院長に報告することになっておりますので、お手紙をお預かりしておきますね」
　具体的に話す内容まで決めておくことは重要で、職員は安心して行動できるようになります。職員の一生懸命な対応に患者さんが癒されたことを認め、職員の不安を減らすように努めてください。患者さんのプライドや気持ちを傷つけることもできるだけ避けなければなりません。
　単なる感謝の気持ちなのか、恋愛感情なのか微妙な場合もたくさんありますが、1つひとつ丁寧に誠意のある対応を心がけてください。

事例　電話によるクレーム

Q6 電話でクレーム受けた場合の注意点を知りたい。

A6 電話によるクレーム対応時の便利トーク集をあらかじめ準備し、職員全員で共有します。初期対応がスムーズにできるようになります。

【詳細解説】

電話によるクレームは初期対応が非常に重要です。電話クレーム発生時に活用できる初期対応マニュアルの事例をまとめました。

（1）氏名の確認とお詫び

電話でクレームを受けた場合には、相手のフルネームを確認し、患者（利用者）との関係を必ず確かめましょう。

①電話を受けた担当者が施設名と氏名を名乗る

「〇〇病院の受付〇△です」

②相手の名前と患者の関係を聞く

「失礼ですが、どちら様でしょうか（患者本人ではない場合、患者との関係も確認する）？」

③用件を確認する

「失礼ですが、どのようなご用件でしょうか？」

④相手に不快な気持ちを与えたことに対してお詫びする

「ご気分を害され申し訳ございません」

（2）傾聴する

医療機関側に非がないと思っても話を遮らずに最後まで話を聴く。

①相手の話を真摯に聴く

適度にあいづち（「はい」、「なるほど」）を打って、相手に一所懸命に聴いていることを伝える。

②記録をとりながら聴く

③相手の話が聴き取りにくい場合は話が一段落したあとに確認する

「申し訳ございません、少しお電話が遠かったのですが、○△ということで間違いないでしょうか？」

携帯電話からで話が聞きとりにくい場合は「携帯電話でおかけなのですね。こちらの電波の状況が悪いようなので、こちらからかけ直させていただきます」と提案する。

（3）切り上げ

①電話ではおおむね30分で切り上げる

時間の基準はその都度改善し、院内で決定してください。

②相手の主張が繰り返される場合はすぐに切り上げる

「ご指摘されたことは○○ということですね」と相手の主張を要約します。要約した内容が間違いなければ「本日のお話は確かに承りました。当方でも改めて事実関係を調査し、その結果についてご報告いたします」と伝えましょう。同じ主張が繰り返される場合は「お電話での対応はここまでとさせていただきます」と切り上げます。

（4）クレーム対応時の便利トーク集

クレームがあった場合に、すぐ用件に入って要点だけを話すよりも、クッションとなる言葉を使って話すほうがより丁寧で相手に配慮している気持

ちが伝わります。常日頃、会話のなかで意識して使うことによって自然と身に付いていきますので、意識して使うようにしましょう。

①お願いするとき

「恐れ入りますが……」「お手数をおかけして申し訳ございませんが……」

②尋ねるとき

「差し支えなければ……」「お尋ねしたいことがあるのですが……」

③反対意見を述べるとき（どうしてもせざるを得ない場合）

　初期対応では反対意見を述べることは極力避けるべきですが、どうしてもせざるを得ない場合には、次のように対応します。

「確かにその通りでございますが……」

「おっしゃることは理解いたしましたが……」

④詫びるときや断るとき

「申し訳ございません……」「お役に立てずに申し訳ございませんが……」

⑤お礼の言葉

　会話のなかに取り入れることによって相手に謙虚さや誠意を与えることができますが、使い過ぎると逆効果になる場合もあるので注意しましょう。

「この度は、○○についてご指摘いただきまして、誠にありがとうございます」

⑥ねぎらいの言葉

「お手数をおかけして申し訳ございません」

「わざわざご足労いただき、ありがとうございます」

⑦約束などの回答を避ける場合

「私の一存ではお答えできません」

「現時点では対応しかねます。恐れ入りますが、お時間をいただけますでしょうか」

事例　外来待ち時間

Q7
「外来の待ち時間が長い」、「診察の順番が正しくない」と患者さんから指摘を受けました。対応策を教えてほしい。

A7
クレーム初期対応３ステップに合わせて統一した対応マニュアルを整備しましょう。クレーム改善の「見える化」を推進することで、良い口コミが拡がることもあります。

【詳細解説】

診察の順番は患者さんにとって大きな問題です。順番に関するクレームは医療機関に必ずあることを想定して院内でクレーム初期対応３ステップに合わせた対応マニュアルを整備しておくことをお勧めします。

クレーム初期対応３ステップを外来診察の順番に当てはめると下記のとおりです。３ステップで初期対応を整備すればスムーズな組織的対応が可能となります。

（１）クレーム初期対応３ステップ（患者待ち時間の場合）

①お詫び
- クレーム内容はどうであれ、不愉快な気持ちにさせたことをお詫びする

「不愉快な気持ちにさせて申し訳ございません」

- 相手の名前を確認する

「失礼ですが、お名前を確認させていただいてよろしいでしょうか？」

②傾聴

- 相手の話を真摯に聴く

  作業をしながら聴くのは厳禁。作業を止めてとにかく聴くことに徹する。

- 相手と目線を合わせる

  適度にあいづちを打ち、相手と目線を合わせるよう姿勢に気をつける。

- 傾聴を通じて、クレームの類型を判断する

  クレームの類型は大きく３つに分類します。

  ・クレームの内容が正当で、かつ要求も正当である
  ・クレームの内容は正当だが、要求は不当である
  ・クレームの内容が不当で、かつ要求も不当である

  相手の話を聴きながらどれに当てはまるか判断することは非常に難しいことです。後日、証拠とするために相手の話に傾聴しながらメモをとることを徹底しましょう。また、クレーム対応が苦情相談室など別室で行われる場合はICレコーダーなどで録音することをお勧めしています。

③内容の確認

- どの先生の診察か、リハビリ、処置、検査があるのかを確認する

  「本日は○○先生の診察とリハビリですね」

- 診察の進行状況などの確認をすぐに行う

  お待ちいただく場所を指定して迅速に結果を伝える。

  「すぐに診察の状況を確認してまいりますので、しばらくこちらのほうでお待ちください」

- 確認中も待たせてしまったことをお詫びする

  「お待たせして申し訳ございません……」

(2) 解決策の提案

　病院側の落ち度の有無で対応が変わります。いずれにしても丁寧にお詫びをして解決策を提案します。

①落ち度がある場合

　丁寧にお詫びをして優先的に診察を行うことを約束し案内します。さらに、診察の順番が来たら当事者か部署責任者が案内するようにします。
「申し訳ございません。今、優先して診察を行う準備をしております。準備が整い次第ご案内いたします。恐れ入りますが、今しばらくお待ちください」

②落ち度がない場合（どちらにも責任のない場合も含む）

　診察の進行状況の説明を行い、相手の診察順番を伝えてお待ちいただくように説明する。

③会計時に再度、お詫びする

「本日は申し訳ございませんでした。貴重なご指摘を賜りましたので今後、このようなことがないように院内で話し合いをして実行いたします」

(3) クレーム改善の「見える化」を推進する

　貴重な指摘をいただいた患者さんにその指摘の内容が掲載された広報紙を同封して、感謝の意と今後の改善についてお手紙で報告している病院があります。この取り組みが地域で話題となり良い口コミが拡がっています。

事例　物品の盗難

Q8

患者さんの家族から「入院している○×の家族ですが、うちの父親の財布が見当たらないんです。この病院は物が盗まれるということがあるのですか？　病院でしっかりと管理してください」というクレームがありました。どのように対応すればよろしいでしょうか？

A8

紛失物のクレームを受けた場合、素早い対応が求められます。院内で紛失物が発生した際に内容確認から事実調査、解決までの仕組みをあらかじめ院内で決めて、その仕組みに従い行動することを徹底しましょう。また、紛失トラブルをなくす最も重要なことは、院内に貴重品を持ち込ませないことです。患者さんに対して、病院に貴重品を持ち込まないように啓蒙する方法も決めておく必要があります。

【詳細解説】
(1) 紛失物のクレームが発生した際の対応策を決める

大切なものをなくした患者さんの気持ちを汲み取り、院内でその対応策をあらかじめ決めておくことで素早い対応が可能となります。

①相手の話を真摯に聴く

適度にあいづち(「はい」、「なるほど」)を打って、相手に一所懸命に聴いていることを伝えます。大声で怒鳴られたとしても最後まで話を聴きましょう。

②内容の確認

・相手の意向をわかりやすい言葉に言い直して確認する

「○×に困っていて○△のようにしてほしいということですね」

・相手が了解するまで、あるいは落ち着いて話ができる状態になるまで聴く（確認するということを繰り返す）

③解決方法の提案
・遺失物の有無の事実確認ができた段階で回答する
・該当する部署の責任者にクレーム内容を直ちに伝達する
・部署責任者は調査チームの編成と調査を行う
・事実の経緯と対応策を患者さんに伝える

（2）素早い対応を行う

　紛失物に関するクレームに対しては慎重に素早く対応する必要があります。次に対応するときのポイントを挙げます。

①調査チームの編成と調査

　紛失物に対するクレームが生じた部署の責任者が調査チーム（3人以上）を編成し、素早く調査対応してください。相手から確認した内容をもとに紛失した場所を調査します。

②調査結果の報告

　調査結果をしかるべき委員会ならびに上司（院長）へ報告します。

③対応策および再発防止策を検討

　調査結果にもとづいて解決策を検討し、再発防止策を講じます。

④本人と家族への説明

　責任者から本人と家族に事実確認の経緯を説明し、解決策を提案します。

⑤クレーム情報の共有

　院内でクレームを共有するためにクレーム報告書を作成し、クレームを集約する機関に提出する。

（3）紛失物をタイムリーに確認できる仕組みをつくる

　病院内（施設内）で紛失物の有無がタイムリーにわかる仕組みをつくることで、職員が紛失物の状況を知ることができます。紛失物を確認できる仕組みの事例をまとめました。

①遺失物ノートをつくる

　各部署に遺失物ノートを設置する。ノートには日時、種類、色、形、見つけた場所、見つけた人の名前などを記入する。

②財布や携帯電話は要注意

　財布のなかを確認するときは必ず複数人で行う。携帯電話は絶対に操作してはならないということを徹底する。

③落とし主の身元を必ず確認する

　落とし主ではなく、家族や知人の方に紛失物を返却するときも、運転免許証などで身元を必ず確認し、記録しておくことを徹底する。

（4）紛失トラブルを予防する（貴重品を施設内に持ち込ませない）

　紛失トラブルを防止するために最も大切なことは施設内に「貴重品を持ち込ませない」ことです。本人と家族に前もって十分説明するとともに、1か月に1度、確認することを励行しましょう。

●貴重品等の持ちこみを禁止する記載例

「盗難防止のため、貴重品や多額の現金はお持ちにならないでください。入院中に紛失・盗難に遭われても当院では責任を負いかねますのでご了承ください」

§4 Q&Aでよくわかる！　悪質クレーマーの撃退法

事例　思い込みや勘違い

Q9
　病院側には明らかに落ち度や非がないのにクレーム受けました。患者さんの思い込みか、勘違いだと思うのですが、どのように対応すべきでしょうか？

A9
　交渉場所は地の利を活かせるホーム（病院・施設側）で行ってください。たとえ、クレーム内容が明らかに患者さんとその家族の思い込みや勘違いであったとしても最後まで傾聴しましょう。医療機関側の説明を行うにあたっては、相手側の同意を得てから説明し、勘違いに気づけるように促します。不当要求に該当する場合は、弁護士など専門家の協力を得て文書できっぱりと断り、落ち度の有無にかかわらず、安易な金銭解決は厳禁とします。

【詳細解説】
（1）交渉場所は病院にするのが原則

　医療機関側に落ち度や非がない場合はホーム（病院、施設）で交渉することを原則としてください。アウェイ（相手側の自宅、指定の場所）になる場合は、思わぬ状況に発展することもあるので必ず複数人での対応を徹底しましょう。

（2）とにかく傾聴し、勘違いに気づけるような説明を行う

　クレーム内容が明らかに患者さんとその家族の思い込みや勘違いであっても、とにかく相手の話を最後まで傾聴し、相手が自分の勘違いに気づけるような説明をしましょう。決して相手の勘違いを責めたり、こちらに非

がないことを強調するような言い方はしないように徹底しましょう。内容確認から説明につなぐトーク事例をまとめました。

①内容確認のトーク事例

「自宅で介護を受けていたときは定期的に○○苑のケアマネジャーの訪問があり、お母様の状況を確認できて、相談もできたのにお母様が施設入居してからは訪問がなくなってお母様の様子がわかりにくくなり、相談もできなくなったというお話でよろしいでしょうか？」など、相手の同意を得ることが大切です。相手側の同意をとれれば説明に入ってください。同意がとれなければ内容を修正し、相手側に再度確認して同意を得てください。

②内容説明のトーク事例

「お話は理解いたしました。その点について少し説明させていただきたいと思いますが、よろしいでしょうか？」など、相手の同意を得ることが大切です。ここでのポイントも相手側に同意を得て説明することです。同意を得られない場合は「○×様の要望と私たちが提供できることにギャップがあるように思いますので、○×について説明させていただきたいと考えているのですが……」など、説明しなければならない理由を丁寧に伝えて相手の同意をとってください。ケースによっては担当者を変えて説明することも考えるようにしてください。

(3) 不当要求に該当する場合は、きっぱり断る

　医療機関側が意を尽くして説明したにもかかわらず、不当要求が繰り返されるようであれば、弁護士などの専門家の協力を得て、念書・警告書を文書化することも検討しましょう(図8～9)。

§4 Q&Aでよくわかる！ 悪質クレーマーの撃退法

図8　念書

```
　　　　　　念　書

私は、医療法人社団□□会に対し
て、下記の件（以下「本件クレーム」
という。）につき、次のことを確
約致します。
　　　　　　記
　　日　　時
　　場　　所
　　態　　様
　　損　　害

1　本件クレームが事実に相違し
　ていたことを確認致します。
2　本件クレームにつき、貴会に
　何ら落ち度がなかったことを確
　認します。
3　私は、貴会に対し、本件クレ
　ームに関し、名目の如何を問わず
　何ら請求致しません。
4　私と貴会との間には、本件に
　関し、何らの債権債務がないこ
　とを確認します。
　　　　　　　　　　　　　以上
平成　　年　　月　　日
　住所
　氏名
```

図9　警告書

```
　　　　　　警　告　書
　　　　　　　　　　平成　年　月　日
○○市○○町○－○－○－○○○号
○○○○　殿

　　　　　　　○○市○○町○－○－○
　　　　　　　医療法人○○会
　　　　　　　理事長　　○○○○

前略　先般、貴殿からお申し越しのあ
った後記の件につき、院内の調査チー
ムによる調査の結果、貴殿が主張し
ている事実は存しないことが判明した
旨を申し上げ、以後弊会の依頼した弁
護士を介して交渉下さるようお願いし
たにもかかわらず、貴殿は弊会の病院
に訪れるなどして、面談を強要されて
おられます。

　貴殿の行為は弊会の業務妨害に該当
するものと思料しますので、本書面到
達後も貴殿から同様の行為がございま
したから、弁護士と相談のうえ直ちに
法的手続を採らせて戴くこととします。
　　　　　　　　　　　　　　草々
　　日時
　　場所
　　態様
　　損害
```

（4）「車代」など金銭による安易な解決は厳禁とする

　医療機関側に落ち度がないにもかかわらず、担当部署の責任者が独断でお車代や見舞金を支払うことは厳禁とします。また、治療費を免除したり、タクシー代として金銭を支払う発言や対応は控えましょう。金銭に関わるクレームの対処については、必ず顧問弁護士や保険会社と相談のうえ苦情相談室か院長が決定するように院内ルールを徹底しましょう。

事例　医療過誤

Q10
病院に落ち度があり、謝罪だけでは済まされない医療ミスが起きました。損害賠償、慰謝料の裁判基準、示談契約書の作成ポイントを教えてください。

A10
まずは院内で決められた調査方法で事実の確認をします。医療機関の独断で見舞金を支払ったり、示談書を取り交わすことだけは避けてください。弁護士・保険会社などの外部の専門機関（顧問）に相談し、回答内容を決定しましょう。示談文書の作成など対応に漏れがないように注意してください。

【詳細解説】
（1）院内で決められた調査方法で事実の確認をする
①調査の基本
- 調査委員に専門家を加えること
- 当事者から事情聴取を行うこと

②周辺調査
下記に挙げる調査を経て、医療機関側に落ち度がある場合に解決策の策定（損害賠償の策定と示談契約書の作成）のステップへ移ります。
- クレームの対象になっている医師・看護師・職員等から事情聴取を行う
- 事件が起きたときのカルテ・看護日誌・警備日誌等の記録、ビデオ、ICレコーダーを確認する
- クレームの内容が専門領域に関する場合は、専門家からも意見を聞いておく

- クレーマーと同室の者や病院側の関係職員からも事情を聴取する
- 病院間の連携で、同じ患者から同様のクレームが出ていないかを聴取する
- 周辺調査で判明した事実と当事者の供述に矛盾した点がないかを確認する
- 周辺調査により確定した事実と当事者の供述にズレが生じている場合は、当事者供述内容に不可解な変遷がないかを確認する（弁護士と相談して決定することをお勧めします）
- 全体のストーリーに不自然・不合理な点がないかを確認する

(2) 損害賠償の基準

医療機関に落ち度がある場合、正当に請求できる損害賠償額の算定には2通りあります。

① 損保基準

病院が加入している保険会社がその会社の規定によって算定します。

② 弁護士・裁判所基準

医療過誤被害者の状況に応じた正当な損害賠償金額を綿密に立証したうえで算定します。

①と②には大きな違いがあります。当然のことながら①は安く抑えられ、②は億単位の金額が算定されることも稀ではありません。医療機関に明らかなミスがある場合の損害としては、治療費、入院雑費、付き添い介護費、休業損害、逸失利益、慰謝料、葬儀費等の項目が挙げられます。

損害賠償額の決定はケースバイケースなので保険会社と顧問弁護士によく相談することをお勧めします。医療機関の独断で見舞金を支払ったり、示談書を取り交わすことだけは避けましょう。

（3）示談契約書の作成

図10が実際の示談契約書の雛形です。ポイントをまとめましたので参考にしてください。示談契約の内容についてもケースバイケースなので、必ず顧問弁護士と相談することをお勧めします。

図10　示談契約書

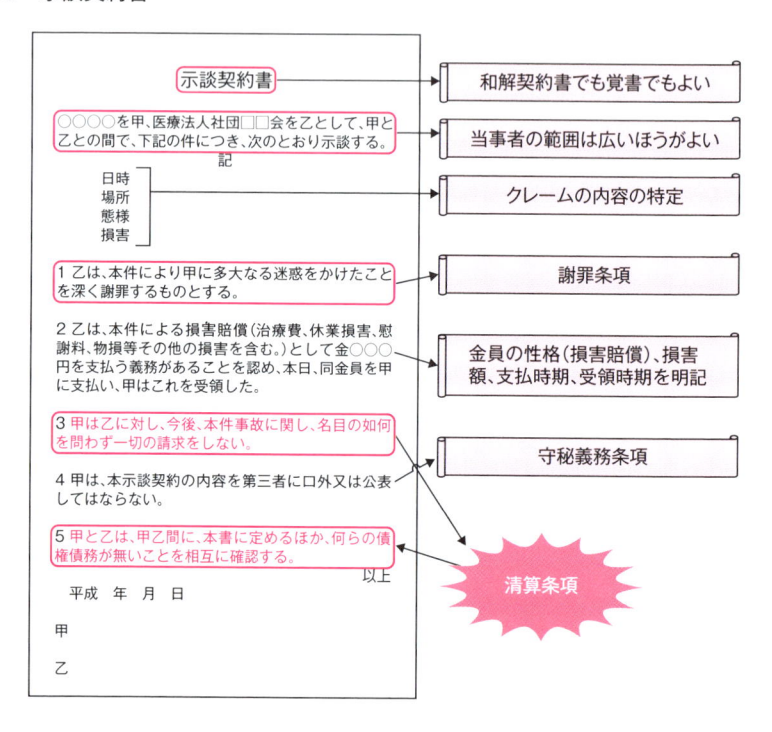

```
                    示談契約書              → 和解契約書でも覚書でもよい

○○○○を甲、医療法人社団□□会を乙として、甲と     → 当事者の範囲は広いほうがよい
乙との間で、下記の件につき、次のとおり示談する。
                      記
      日時
      場所                              → クレームの内容の特定
      態様
      損害

1 乙は、本件により甲に多大なる迷惑をかけたこと    → 謝罪条項
 を深く謝罪するものとする。

2 乙は、本件による損害賠償（治療費、休業損害、慰    → 金員の性格（損害賠償）、損害
 謝料、物損等その他の損害を含む。）として金○○○      額、支払時期、受領時期を明記
 円を支払う義務があることを認め、本日、同金員を甲
 に支払い、甲はこれを受領した。

3 甲は乙に対し、今後、本件事故に関し、名目の如何
 を問わず一切の請求をしない。

4 甲は、本示談契約の内容を第三者に口外又は公表    → 守秘義務条項
 してはならない。

5 甲と乙は、甲乙間に、本書に定めるほか、何らの債
 権債務が無いことを相互に確認する。
                                以上    → 清算条項
    平成　年　月　日
    甲
    乙
```

60

事例　未収金の回収

Q11
治療費を支払わない患者に治療費を払わせたい。

A11
未収金の治療費を理由に、直ちに診療拒否はできません（正当な事由による診療拒否とはならない）。未収金回収は病院全体（組織対応）で金額、時効などの法律的な知識を共有して各部署で連携して回収を促進しましょう。文書や電話で催促する仕組みを院内で統一し、未収金回収を促進させてください。

【詳細解説】
（1）未収金の治療費を理由に、診療拒否は可能か

　直ちにはできないと言わざるを得ません。いわゆる「医師の応召義務」として、医師法は、「診療に従事する医師は、診察治療の求めがあった場合には正当な事由がなければ、これを拒んではならない」（第19条第1項）と規定しており、診療報酬の未払いが「正当な事由」に当たるかが争点になります（詳しくは事例Q&A12をご参照ください）。

　1949（昭和24）年に厚生省（現・厚生労働省）が出した通知では、「診療報酬が不払いであっても直ちにこれを理由として診療を拒むことはできない」としています。救急を要する診療でなければ診療拒否しても問題になる可能性は低いのですが、緊急性があれば救急外来でなくても診療の応召義務があるので注意が必要です。

（2）未収金の回収について院内で気をつけること

①回収担当者の負担を軽減する

　回収は院内の担当者に精神的な負担が相当かかります。未収金の問題を担当者だけの問題とすることなく病院全体の問題とし、担当者を固定しないようにするべきです。管理者は十分な理解を示し、周囲の職員も担当者の愚痴を聞いてあげるなど、配慮が必要です。給与面で特別手当を支給している病院もありますので、実状に合わせて検討しましょう。

②未収金に関する法的知識を持つ

　診療費の未収金の時効は3年です。未収金によっては弁護士と相談して支払督促の申し立て等の裁判上の手続を行う必要があります。

③未収金は組織対応で視覚化・共有化

　各部署の未収金情報の視覚化・共有化を図ります。病院全体を巻き込み、各部署で連携して回収を促進しましょう。

（3）文書や電話で催促する仕組みを院内で統一する

　まずは「治療費のお支払いのご案内」などの催促状がワードやエクセルなどのソフトを活用して誰でも簡単に作成できるようにします。直接電話をして未収金回収を促進させることも必要です。電話催促を行う際のポイントをまとめました。

①電話のかけ方の注意点（マニュアル事例）

- 顔が見えない分、対面のときより1トーン明るめに話す。ただし、声は高くなりすぎないように注意する。
- 語尾を伸ばさない
- 略語・専門用語は用いない
- 相手の話すスピードに合わせる（早めの人にはテンポよく、ゆっくりな人にはゆっくりと話します。ただし、早口はNGです）

- 適度にあいづちを打つ（安易にあいづちを打ちすぎると、返って話を真剣に聞いてないように聞こえるので回数を加減したり、変化をつけるなど工夫をしてください）
- 反対言葉を用いない（「でも」、「ですが」、「しかし」、「お言葉を返すようですが」など）
- 患者本人を確認してから名乗り、話を進める
- 患者の話（払えない理由など）をよく聞く
- 相手の話し方・言葉遣いによっては杓子定規な敬語よりも、少し親しい話し方のほうが、相手が話しやすい場合もある（「さようでございますか」→「そうですか」など）

②電話で確認する事項（マニュアル事例）
- 電話連絡は手紙での請求からはわからない話の内容・患者の返事のニュアンスなどを確認できるので注意して聞く（録音も検討する）
- 電話連絡におけるやりとりは後日、重要な資料となるため、要点だけでなく最大限、相手の言葉遣い通りに記録する（録音も検討する）
- 患者さんから回答を求められても即答しない
- 電話連絡では①滞納の理由、②支払期日（○○頃ではなく、具体的に期限を特定する）、③支払い原資の3点を確認する
- 丁寧な言葉遣い、対応を心がけながらも、本気で未収金の回収に努めていることを相手に伝える（取り決めをした支払い期日の前後には必ず電話連絡し、忘れていないことを知らせるなど）
- 連絡がない相手を放置しない（こまめに連絡をとる）

事例　診療拒否は可能か？

Q12
　診療拒否・退院要請をする際の注意点が知りたい（医師法第19条第1項「応召義務違反」との関係）。

A12
　診療を拒否する正当な事由は①医療機関側の事情、②患者側の事情、③地域の事情を考慮に入れ「評価根拠事実」と「評価障害事実」を比較して総合的に判断されます。過去の判例をみても医療機関には厳しい判決が下っていることが多く、診療拒否の正当な事由については弁護士と相談のうえ決定するのが好ましいでしょう。診療拒否・退院要請をする場合、医療機関側は患者の意向をしっかり聞いたうえで、その経緯・理由を説明して理解を求めるようにしてください。

【詳細解説】
（1）診療拒否の正当な事由の判断について

　医師法第19条第1項に「診療に従事する医師は診察治療の求めがあった場合には正当な事由がなければ、これを拒んではならない」と規定されています。この応召義務は医師の国に対する公法上の義務と解され、直ちに患者に対する民事上の責任を生ずるものではありませんが、医師、医療機関が正当な事由なく診療を拒否し、患者に悪しき結果（損害）が生じた場合、不法行為（民法709条）を理由に民事上の損害賠償責任を負うことがあります。診療拒否に正当な事由があるか否かは①〜③の事項が考慮されます。裁判では評価根拠事実と評価障害事実を比較して判断されます。

①医療機関側の事情

　医師の不在、他の重症患者を診療中であること、入院設備がないこと、

§4 Q&Aでよくわかる！　悪質クレーマーの撃退法

病床が満床であることなど。
②患者側の事情
治療の緊急性、他の医療機関へのさらなる搬送の困難性など。
③地域の事情
近くに別の受入施設があるかなど。

（2）クレーマーに対する診療拒否の正当事由の判断について

診療拒否の正当事由の判断の要素となる評価根拠事実と評価障害事実について解説します（**図11**）。

①評価根拠事実

図11　正当事由の判断

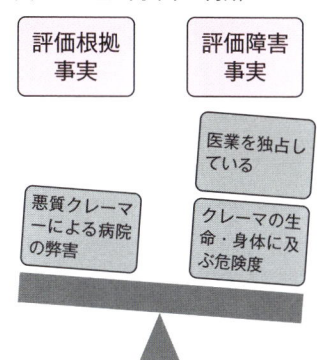

評価根拠事実とは、規範的要件を基礎付ける具体的事実（権利根拠事実）のことを言います。権利の発生を主張する者は、権利の発生要件を規定した法条（権利根拠規定）に該当する要件事実（権利根拠事実）について主張・立証責任があります。

②評価障害事実

評価障害事実とは、規範的要件を否定する具体的事実のことを言います。裁判では評価根拠事実と評価障害事実を比較して判断されます。**表11**の例では、評価障害事実の「重病である」、「急を要する」というところを重視して判断され、この場合、診療拒否の正当な事由にならない可能性があります。

表11　評価根拠事実と評価障害事実

【評価根拠事実】	【評価障害事実】
・悪質クレーマーである ・他院がある ・過去に器物損壊で逮捕されたことがある ・暴力団に属し過去に職員が脅されたことがある ・一見して普通でない子分を連れてきて、他の患者が安全に通院できない ・医師の指示を守らない	・重病である ・急を要する ・過去の出来事から時間も経っている ・すでに暴力団を脱退している ・現在、子分はいない ・この病院が一番近い ・今回は、医師の指示を守ると言っている

(3) 診療拒否に正当な事由があるか否かの裁判例

　診療拒否に関する代表的な裁判例として神戸地裁(1992〈平成4〉年6月30日)の判決があります。

　この判例では、交通事故により重傷を負った患者が、脳外科および整形外科の専門医が不在という理由で第三次救急医療機関である地域の基幹病院に診療を拒否されました。患者は隣接する市の病院に運ばれたものの、翌日に死亡し、患者の遺族らが診療拒否は不法行為に当たるとして、病院の開設者に損害賠償を請求しました。判決では、病院の診療拒否に正当事由がないとして、開設者に不法行為責任を認めています。

　正当事由による診療拒否を検討する場合は、弁護士と相談のうえ決定してください。また、診療拒否、退院要請については応召義務違反で争う前に該当する患者、家族の意向を聞いたうえで、その経緯を説明し、納得してもらうことが重要です。意を尽くし説明しても患者・家族の協力が得られない場合は、転院も視野に入れて対応することをお勧めします。

事例　クレーマーの素性調査

Q13
　クレーマーの素性調査を行いたいのですが、自院でできる方法はありますか？

A13
　クレーマーの人物情報がわかれば、対策も立てやすくなります。医療機関でもある程度は素性調査が可能ですので、その方法を院内で統一して決めておきましょう。

【詳細解説】
（1）クレーマーの素性調査方法

　素性調査とは特定の人物の生い立ちや経歴などを調べることを言います。通常、探偵や興信所などに依頼して行うことが多いようですが、医療機関側でもある程度の素性調査は可能です。医療機関側でもできるクレーマーの情報の収集方法をまとめました。

① Googleマップ（URL：http://maps.google.co.jp/）
　地図、航空写真、地形の3つの表示形式を選べ、それぞれにユーザーが指定した住所地（検索結果）が地図上に表示されます。

② ストリートビュー（URL：http://maps.google.co.jp/help/maps/streetview/index.html）
　GoogleマップやGoogle Earthは、個人での利用や公的機関または民間企業での利用など、さまざまな場面で活用されている便利なツールです。ストリートビューは、このような地図や地理情報を提供するGoogleマップおよびGoogle Earthのサービスの1つとして、地図上のある地点の景色を360度パノラマ写真で見ることを可能にしています。

③G-Searchによる犯罪履歴調査（URL：http://db.g-search.or.jp/）

　G-Searchは、ビジネスをはじめさまざまな場面で役立つ情報コンテンツを提供するサービスです。新聞や雑誌の記事や企業情報をはじめ、地図・不動産情報や科学技術文献情報など、多くの情報を集めた多彩なデータベースのなかから必要な情報を簡単に検索することができます。クレーマーの人物情報収集に役立つG-Searchのコンテンツを下記にご紹介します。

●企業情報の調査

　企業プロファイル、財務データ、企業人物プロフィール、関連情報など、G-Searchが提供する10社21ファイルを横断して検索できる国内最大級の企業情報データベースです。企業情報の関連情報提示機能「GNavi2」、新聞・雑誌記事横断検索と連携する「メディア検索機能」により企業の多角調査に利用できます。

図12　G-Search

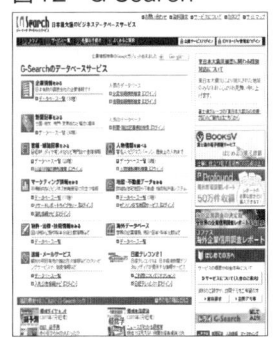

●新聞記事の調査

　1984（昭和59）年8月から収集されている新聞記事情報は、全国紙、地方紙、専門紙、スポーツ紙など媒体も多岐にわたります。得意先・ライバル企業の動向や自社に関する報道の調査、業界や地方の情報収集、事例集として類似の出来事の検索など、さまざまな使い方があり、内部統制チェックにも利用できます。過去のマスメディアの記事が検索できますので素性調査を行うのに便利です。

●人物の調査

　日本国内で最大級の人物データベース。G-Search提供の人物データベース「朝日新聞人物データベース」、「日外アソシエーツ現代人物情報」、「読売人物データベース」、「ダイヤモンド役員・管理職情報」、「東京商工リサーチ経営者情報」を横断して検索することができます。

④オンライン登記情報提供制度による登記簿閲覧
（URL：http://www1.touki.or.jp/service/index.html）
　法務局に行かなくても登記情報を閲覧することが可能です。
⑤住民票等
　自己の権利を行使するために住民票の記載事項を確認する必要がある者は取り寄せ可(住民基本台帳法第12条の3第1項第1号)。住民票でも当事者の特定が困難な場合は戸籍の取り寄せも可(戸籍法第10条の2第1項第1号)。通常は、弁護士、司法書士へ依頼するケースが多いようです。
⑥病院間の連携
　病院間の連携で同じ患者から同様のクレームが出ていないかを情報収集する。

事例　クレーム対応チェックリスト

Q14
クレームに対しての組織対応を構築できない。何から手をつけていいのかわからない。

A14
「クレーム対応チェックリスト40」を活用し、自院が未整備になっている項目を明確にしてから、早急に整備にあたりましょう。

【詳細解説】

医療機関がクレーム対応に際して組織的対応をするために必要なことを40項目のチェックリストにまとめました。ぜひ参考にしてください。

表12　クレーム対応チェックリスト40

1	院内でクレームの定義を定めてその認識を共有している	☐
2	クレーム対応マニュアルを定めている	☐
3	クレーム対応マニュアルを見直し改定したことがある	☐
4	クレーム処理担当者を特定の職員に押しつけず分担している	☐
5	クレーム対応を処理能力のある職員の技術に頼ることなく、そのノウハウを組織的に共有している	☐
6	クレーム対応室、苦情相談室などを設けている	☐
7	クレームに関するポスター等の掲示をしている	☐
8	クレーム対応室や苦情相談室にはICレコーダー等の録音装置を設置している	☐
9	院内でクレーム処理が困難な場合に備えて弁護士など外部協力を得る体制を整備している	☐
10	クレームを防止するために日頃から職員に対して教育研修を実施している	☐
11	脅迫罪、強要罪、不退去罪、迷惑防止条例等の法的な知識を院内で共有している	☐

§4 Q&Aでよくわかる！ 悪質クレーマーの撃退法

12	クレーム情報を共有するための仕組みを構築している	☐
13	所轄の警察署との連携を行うために暴力追放運動推進センターの「不当要求防止責任者講習」を受講している	☐
14	クレーム初期対応3ステップ「お詫び」「傾聴」「切り上げ」を理解している	☐
15	クレーム対応を病院全体で行うための仕組みがある	☐
16	「院長（理事長）を出せ！」と言われた場合の対応を用意している	☐
17	大声で怒鳴る、机を叩く等された場合の対応を用意している	☐
18	「今すぐ対処しろ！」と急がされた場合の対応を用意している	☐
19	「一筆書け！」と言われた場合の対応を用意している	☐
20	「誠意を見せろ！」と凄まれた場合の対応を用意している	☐
21	「金はいらないから体を元に戻せ！」と言われた場合の対応を用意している	☐
22	納得するまで帰らない場合の対応を用意している	☐
23	クレーム調査は過去の落ち度や初期対応の不手際も含めて行っている	☐
24	クレーム調査はカルテなどの客観的な証拠と照らし合わせて行っている	☐
25	クレーム調査が専門領域にわたる場合は、専門家の意見を聞いている	☐
26	クレーム調査の基本として「事実と評価の分離」を理解している	☐
27	クレーム調査の方法として「供述の変遷」、「内容の合理性の吟味」という手法を実施している	☐
28	クレーム調査が困難な場合、第三者委員会を設置する仕組みを構築している	☐
29	慰謝料の相場を知っている	☐
30	クレーマーの人物調査方法を構築している	☐
31	示談案を策定する際、業務改善の策定も併せて実施している	☐
32	示談書等の書式を用意している	☐
33	公平・平等な対応を行っている（うるさいクレーマーだけ金銭で解決するようなことはしていない）	☐
34	示談交渉はなるべく複数人で対応している	☐
35	示談がまとまらないのは事実関係が一致しないのか、示談案が一致しないのか区別している	☐
36	示談交渉が困難な場合、交渉窓口変更システムを用意している	☐

37	クレーム処理を終えた場合に交渉経過をまとめている	☐
38	クレーム対応で傷ついた職員のケアを行うシステムを用意している	☐
39	クレーマーに対する診療拒否・退院要請の可否について法的問題の相談先がある	☐
40	クレーム対応する際に病院全体で組織対応するために未整備事項について明らかにして整備している	☐

MEMO

MEMO

MEMO

MEMO

MEMO

MEMO

医療経営ブックレット
医療経営士のための現場力アップシリーズ⑧
今すぐできる！　失敗しない患者クレーム対応術

2013年11月20日　第1版第1刷発行

著　者　原　聡彦
発行者　林　諄
発行所　株式会社 日本医療企画
　　　　〒101-0033　東京都千代田区神田岩本町4-14
　　　　　　　　　　神田平成ビル
　　　　　　　　　　TEL 03（3256）2861（代表）
　　　　　　　　　　FAX 03（3256）2865
　　　　　　　　　　http://www.jmp.co.jp/
印刷所　図書印刷株式会社
　　　　　　表紙画像 © Belkin & Co - Fotolia.com

ISBN978-4-86439-220-4 C3034　©Toshihiko Hara 2013,Printed in Japan
（定価は表紙に表示しています）

医療経営ブックレット1stシリーズ第1弾！

医療経営士のための現場力アップシリーズ

●A5判並製・64〜96頁　各巻 定価：本体700円＋税

① **今すぐできる！**
問題解決型思考を身につける基本スキル
田中智恵子（大阪市立大学特任准教授、株式会社メディカルクリエイト）他　共著

② **今すぐできる！**
人事労務問題解決（理論編）
鷹取敏昭（人事マネジメント研究所進創アシスト代表）著

③ **今すぐできる！**
人事労務問題解決（事例編）
鷹取敏昭（人事マネジメント研究所進創アシスト代表）著

④ **今すぐできる！**
ゼロから学べる財務会計入門
梅原　隆（公認会計士）編

⑤ **今すぐできる！**
医師を集めるブランディング手法
神谷健一（KTPソリューションズ株式会社代表取締役社長）著

⑥ **今すぐできる！**
患者が集まる病院広報戦略
山田隆司（特定非営利活動法人メディカルコンソーシアムネットワークグループ理事長）他　共著

⑦ **今すぐできる！**
患者が集まる接遇術
白梅英子（ル　レーブ）著

⑧ **今すぐできる！**
失敗しない患者クレーム対応術
原　聡彦（合同会社MASパートナーズ代表）著